UN COUP D'ŒIL

SUR LA

PHARMACIE ACTUELLE

PAR

LE Dr PAUL CAZENEUVE

Licencié ès-sciences naturelles, Pharmacien de 1re classe,
Agrégé des Facultés de médecine,
Maître de conférences à la Faculté de Lyon,
Membre de la Commission d'inspection pour les pharmacie
(département du Rhône)

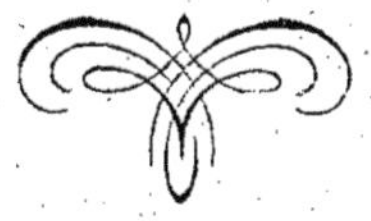

LYON

ASSOCIATION TYPOGRAPHIQUE

RIOTOR, RUE DE LA BARRE, 12

1879

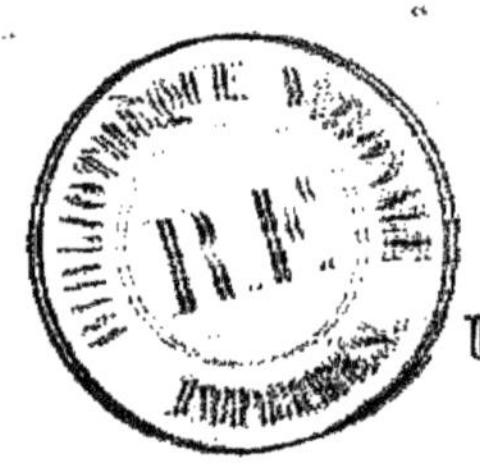

UN COUP D'ŒIL

SUR LA

PHARMACIE ACTUELLE

UN COUP D'ŒIL

SUR LA

PHARMACIE ACTUELLE

PAR

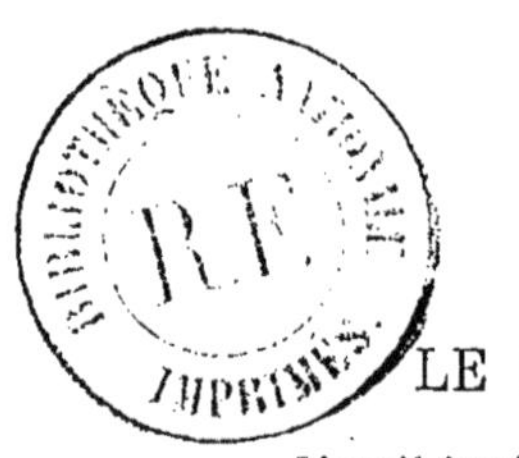

LE Dr PAUL CAZENEUVE

Licencié ès-sciences naturelles, Pharmacien de 1re classe,
Agrégé des Facultés de médecine,
Maître de conférences à la Faculté de Lyon,
Membre de la Commission d'inspection pour les pharmacies
(département du Rhône)

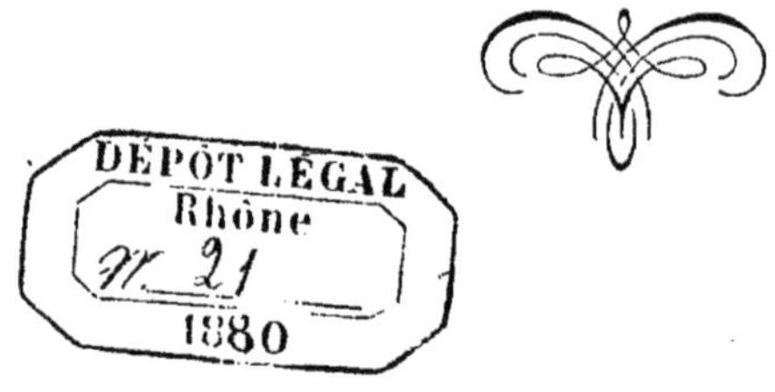

LYON

ASSOCIATION TYPOGRAPHIQUE

RIOTOR, RUE DE LA BARRE, 12

—

1879

UN COUP D'ŒIL

SUR LA

PHARMACIE ACTUELLE

L'INSPECTION DES PHARMACIES. — LES ABUS.

Pour inspecter les pharmacies, il suffit, pense-t-on, d'avoir l'esprit imbu des lois et décrets concernant la pharmacie, et de verbaliser contre toutes les infractions. Il n'en est rien. La législation pharmaceutique actuelle touche au roman ; on en prend ce que l'on veut. Les contradictions flagrantes dans les jugements rendus par les tribunaux jusqu'à ce jour, les acquittements prononcés par les uns, les peines relativement sévères infligées par les autres, ont été l'occasion d'un désarroi complet dans l'interprétation de la loi. Aujourd'hui les tolérances sont nombreuses : il est convenu qu'on doit faire litière de certains articles, d'ailleurs tombés en désuétude, et qu'on est tenu d'appliquer les autres avec rigueur. Quels articles négliger? Quels autres appliquer? C'est tout un apprentissage à faire dans ce domaine de convention fantaisiste.

L'inspecteur de la pharmacie, sorte de juge en premier ressort, doit avoir une préoccupation, celle de mettre ses dé-

cisions en harmonie avec les décisions probables des tribunaux correctionnels, sous peine de voir ses procès-verbaux
ne pas aboutir. Il doit veiller à ménager sa propre autorité
forcément compromise par des échecs renouvelés. C'est une
question de tact, de mesure, d'opportunisme, pour nous servir
d'un mot à la mode. Mais quel guide en une matière aussi
délicate ? quelle règle de conduite ?

A notre sens l'inspecteur devra agir toutes les fois que la
santé publique lui paraît intéressée dans le délit. Voilà la
base rationnelle des mesures de répression ; les autres sont
illusoires.

La loi dit d'une façon formelle, par exemple, qu'aucun épicier, droguiste ou herboriste ne peut fabriquer, vendre en gros
ou en détail des médicaments, qu'il faut être diplômé pharmacien pour jouir de cette prérogative. Ici première tolérance : la
fabrication et le débit en gros des médicaments est accepté de
tous, malgré la loi. On peut citer nombre de grandes maisons,
sans pharmacien, qui fabriquent des médicaments et les vendent
en gros. Pourvu qu'ils ne vendent pas au poids médicinal, on
fermera les yeux. Les pharmaciens, qui achètent aux mar-
chands en gros, sont responsables de leurs achats, puis ensuite
de leurs ventes. S'ils débitent des médicaments altérés ou
d'une richesse équivoque, ils seront poursuivis. Mais liberté
pleine et entière du commerce en gros ! La loi dit non. Et
pourquoi ? Est-ce qu'il n'est pas moins difficile de faire du
laudanum que du sulfate de quinine ? On peut faire et vendre
en gros du sulfate de quinine, et la loi défendrait de faire et
de vendre en gros du laudanum ! Tous les droguistes et chimis-
tes ont le droit de fabriquer les alcaloïdes, produits dangereux
par excellence, dont la pureté est si difficile à obtenir, pureté
de laquelle dépend l'activité ou la non-activité du produit.
Sous peine d'infraction à la loi, ils ne pourraient préparer

du vin de quina ou de la pommade camphrée, voire même des pilules *micœ panis* peut-être? C'est tout simplement risible. Aussi d'un commun accord, juges, inspecteurs, négociants, font-ils de cet article de loi ce qu'Alceste faisait des vers d'Oronte.

C'est dans le débit au poids médicinal que la loi conserve toute sa rigueur. Là en effet est le danger. Il faut être pharmacien pour assumer cette responsabilité. Les tribunaux frappent immanquablement l'herboriste qui fait de la pharmacie, l'épicier qui vend des simples ou des médicaments. Ici la santé publique paraît protégée. Cependant on a trouvé un moyen d'éluder la loi. On monte une pharmacie de détail, on prend ce que l'on appelle un prête-nom, c'est-à-dire que l'on donne 1,500 fr. ou plus ou moins à un monsieur diplômé, et sous le couvert de ce diplôme on exerce la pharmacie. La tolérance du prête-nom s'expliquerait si le pharmacien qui prête son diplôme restait dans l'officine du matin au soir. Mais non! Il s'est vendu pour 1,500 fr.; c'est un petit employé à la merci de ses patrons. Il est gênant, embarrassant, parce qu'il peut par devoir professionnel, au nom de sa conscience éclairée, faire des observations sur les pommades rances, les quinquinas de qualité inférieure, ou le débit des médicaments sans ordonnance. Pour éviter tout conflit le prête-nom fait de longues absences, il prolonge ses promenades, il établit même sa résidence à *quarante kilomètres* de sa pharmacie comme nous venons d'en rencontrer un exemple. Il est vrai que le diplôme est conservé précieusement dans un tiroir pour être montré à qui de droit. Je vous le demande : est-ce sérieux? Un prête-nom au lieu de gérer sa pharmacie chasse la grive à la campagne, — passe-temps qui n'est dangereux que pour la grive —, tandis que ses fondées de pouvoir exécutent des ordonnances médicales, passe-temps dangereux pour la population. Que l'on ne se méprenne point sur la portée de notre appréciation ; c'est la santé publique qui est en jeu. Je pose simplement cette question aux gens de parti aveugles qui voudraient voir dans nos arrêts des procès de tendance, lesquels répugnent à notre esprit libéral et indépendant : une religieuse, pleine de bonnes intentions et d'idées charitables, a-t-elle les qualités requises pour débiter des poisons dont elle ignore complètement la nature et les propriétés ? Je laisse au bon sens le soin de répondre.

Il n'est pas une pharmacie religieuse où j'ai demandé du protochlorure de mercure qui ne m'ait répondu qu'il n'y en avait pas. Avez-vous alors du calomel, ma sœur ? Immédiatement on m'apporte du calomel, et cette bonne sœur ignore que calomel et protochlorure de mercure sont deux choses identiques. Qu'un médecin sortant frais moulu des examens, jaloux des termes techniques, ordonne du protochlorure de mercure. Proto ou deuto, pourra dire la sœur, c'est peut-être la distance du pain de luxe à du pain de ménage ! De là un empoisonnement. Il n'est jamais arrivé d'accident, me répond-on dans quelques pharmacies. Tant mieux. Mais quelle garantie ? Ma maison n'a jamais brûlé ; cela ne m'empêche pas de l'assurer. Notre devoir est d'assurer la santé publique. Le diplôme offre une garantie qui, sans être absolue, est la seule possible dans la pratique.

D'aucuns en douteront : ils me diront que certaines pharmacies religieuses, confiées à une sœur intelligente, n'ont pas vu d'accidents depuis un grand nombre d'années, tandis que des pharmacies tenues par des pharmaciens diplômés ont vu des erreurs commises. La réponse est bien simple. Il y a des pharmaciens diplômés qui ne remplissent pas leurs devoirs, qui confient leur placard des poisons à des élèves inexpérimentés. Les inspections sont là pour les rappeler à l'ordre. Les pharmaciens diplômés ne peuvent pécher par ignorance, ils pècheront en général par insouciance. Le devoir du jury médical est de les réveiller de ce sommeil dangereux. Quant aux religieuses, le souci d'une responsabilité qu'elles prennent, sans en connaître d'ailleurs la vraie portée, les rend souvent attentives. Elles ne pècheront généralement pas par insouciance; elles pècheront par ignorance. Leur défaut de connaissances suppléé par une grande attention : voilà la raison du peu d'accidents à signaler. Une ménagère attentive ne sale pas deux fois son potage; une sœur pharmacienne attentive ne comptera pas deux fois ses gouttes de laudanum. Mais quelle tranquillité pour la société ! Un médecin peut se tromper.... *lapsus calami !* Quel contrôle de la part de femmes qui ne possèdent pas la connaissance positive des poisons et de toutes leurs propriétés ? Comment apprécieront-elles les matières premières qu'elles reçoivent ? Comment relèveront-elles les erreurs que les droguistes leurs fournisseurs peuvent commettre ? L'esprit d'attention ne suffit pas ; il faut savoir !

Nous avons entendu la défense suivante : mais nous débitons des médicaments aux pauvres; nous faisons œuvre de charité, pourquoi nous faire des réprimandes ? Ces bonnes sœurs ne peuvent comprendre que l'empoisonnement gratuit n'a rien de consolant et que le pauvre diable, comme le nabab, a droit à la sécurité que la science seule peut garantir. Que les religieuses aient l'instruction nécessaire, ou bien prennent un pharmacien diplômé sérieux qui renonce à une villégiature sempiternelle, le jury médical fera trêve aux reproches.

Mais, d'ailleurs, allons au fond des choses. Est-ce qu'une pharmacie, qui n'a jamais jeté l'alarme dans la population par un de ces accidents mortels heureusement rares, est par cela même une pharmacie modèle ? Suffit-il donc de ne pas empoisonner pour faire de la bonne pharmacie ? Il faut encore donner des médicaments actifs avec la richesse voulue, des sirops non fermentés, des pommades sans rancidité. Il est urgent de ne pas faire de confusions qui, sans intéresser directement la vie du malade, ne lui apportent pas les secours pressants que réclame son état. Que de fois le médecin s'est croisé les bras devant l'insuccès d'une médication et a donné satisfaction à sa conscience par le mot d'idiosyncrasie, quand au contraire il aurait dû chercher dans la potion elle-même les causes de son échec.

La connaissance immédiate des sciences pharmaceutiques jointe à l'honnêteté offre au médecin toute garantie, tandis que l'honnêteté sans science peut être dangereuse, d'autant qu'elle s'unit à la présomption.

Les herboristes sont fréquemment coupables d'exercice illégal de la pharmacie. Voilà des gens qui achètent le droit de vendre des plantes médicinales indigènes moyennant un petit examen de botanique. Ils sortent diplômés des écoles pouvant distinguer le cérat du sirop de groseilles, —voilà pour les connaissances pharmaceutiques —, et sachant que l'infusion de pensées sauvages est très-bonne pour *détacher les glaires,* — voilà pour les connaissances médicales. Et cependant ils se croient des savants. Ils passent dans leur quartier pour de véritables oracles.

Ils installent une boutique qui a tout l'air d'une pharmacie. Là, des bocaux avec des noms latins : *Papaver rhœas* sonne si bien ! Ici dans la devanture des solutions métalliques qui projettent le soir des feux multicolores sur l'asphalte de la rue. Quelques commérages des bonnes femmes du quartier sur les talents du nouveau diplômé. C'est aussitôt une clientèle assise.

Si l'herboriste restait dans la légalité et exerçait l'unique profession qu'il a le droit d'exercer, sa clientèle ne suffirait pas certainement à lui donner du pain tous les jours. Un herboriste peut-il vivre en vendant pour quatre sous de bouillon blanc ou de fleurs de violette ? Assurément non. Qu'arrive-t-il ? L'herboriste fait un autre métier, comme le vitrier qui se console dans la friture de l'invention des verres incassables. Il tient de l'épicerie, de la faïence, de la porcelaine et même des jouets d'enfants. Celui-là reste dans la légalité. Mais il en est d'autres qui font de la pharmacie, — ceux-là sont nombreux —, qui donnent même des consultations : voilà les coupables.

Les médicaments ne sont pas à l'étalage, bien entendu. On les trouve dans l'arrière-boutique. La cuisine est souvent transformée en laboratoire. Le garde-manger cache discrètement le laudanum à côté du vinaigre pour la table. Quelquefois l'alcove mystérieuse couvre cette détention illégale de remèdes, couchés mollement derrière l'oreiller ou sous les matelas.

Ici justice sera faite. Seront-ils corrigés pour l'avenir ? Quelques-uns, oui ; mais beaucoup, non. Ils cacheront mieux leur délit pour la prochaine inspection, tel est souvent le résultat acquis. Que faire ? Ma réponse est toute prête : *supprimer les herboristes.* Je vous le demande, à quoi servent-ils ? A faire une concurrence déloyale à la pharmacie, et voilà tout, concurrence préjudiciable à la santé publique, comme en témoignent les accidents fréquents à signaler. Sont-ce les simples qu'ils doivent vendre qui leur donnent de l'importance, et créent la nécessité de leur institution ?

La thérapeutique aujourd'hui est fixée sur la valeur du

pétale de coquelicot, de la fleur de pied de chat ou de mauve. A part quelques plantes aromatiques et les rares plantes toxiques, on peut faire bon marché des plantes médicinales indigènes qui emplissent la boutique de l'herboriste, et que le médecin n'ordonne plus d'ailleurs. Et remarquez que l'herboriste ne doit de par la loi vendre que les plantes indigènes et encore non modifiées même par la pulvérisation. Il ne peut vendre une préparation quelle qu'elle soit, faite avec ces plantes.

Et cependant il faut bien écouler ces *herbages* qui encombrent la boutique : l'herboriste donne des consultations, conseille la mauve, la guimauve *intus et extra*. Ses tiroirs, ses bocaux se vident ainsi peu à peu. On va plus loin, on fait comme le vrai médecin pour asseoir son autorité : on ordonne des médicaments plus sérieux, qu'on délivre d'ailleurs de suite au client, afin de lui éviter la peine d'aller chez un pharmacien. Ces illégalités sont constantes.

Conférer le grade d'herboriste, c'est ouvrir la voie à la jonglerie, favoriser l'exercice illégal de la médecine et de la pharmacie, compromettre la santé publique. Il n'est pas jusqu'à ce diplôme donné par la Faculté qui ne soit fait pour engager ce bon public : on le trouve étalé dans la boutique, comme un diplôme d'honneur conquis à une exposition universelle quelconque.

Je répète : supprimez l'herboriste et vous supprimez d'un seul coup les trois quarts des délits pharmaceutiques. Coupez le mal dans sa racine, et vous verrez disparaître ainsi pour toujours les faux-monnayeurs de la pharmacie.

Nous touchons à un point délicat de notre sujet. Que doit-on entendre par médicament? Puisque la loi confie au pharmacien le droit de vendre un médicament au détail, il est nécessaire, ce me semble, de définir le médicament. La définition thérapeutique est toute trouvée ; mais la définition légale l'est-elle ? Cette dernière repose sur une convention. Sont médicaments toutes les préparations inscrites au codex. Vous croyez être renseigné. Point du tout. Les parfumeurs, les confiseurs, les liquoristes seraient tous en contravention avec la loi si on s'en tenait à la lettre de cette définition. La pommade rosat, la pommade aux concombres, le cérat, le cold-cream et tant d'autres sont étalés dans la boutique du parfumeur, malgré les cris du codex. Un parfumeur sera toujours acquitté devant les tribunaux pour faire du cold-cream. Et quand j'aurai besoin de cold-cream, j'irai toujours chez le parfumeur et non chez le pharmacien, je serai sûr d'être mieux servi. Le parfumeur apporte plus de soins à la confection de ces produits qui sont pour lui une sorte de spécialité.

Empêchez, si vous le pouvez, un confiseur de vendre de la pâte de lichen, de jujubes, de guimauve, etc., etc. (la liste en est longue), malgré les protestations du codex. Il faut que je l'avoue, me disait un médecin sérieux, lorsque que je veux faire disparaître le feu de la gorge causé par des quintes de toux, je m'adresse aux bonbons de la maison Bernard, à sa pâte pectorale et non à la pharmacie du coin. Je suis sûr que le confiseur n'y aura pas fait tomber par mégarde de l'emplâtre vésicatoire.

Et les liquoristes donc ! Tous vendent de l'élixir de longue-vie qui renferme des substances relativement actives, de l'aloès, de la gentiane, de la rhubarbe, de l'agaric, etc. Toutes les boutiques d'épicier, d'herboriste, etc., débitent aussi cet élixir, remède essentiellement populaire. On jetterait les hauts cris si un inspecteur rendait cet élixir aux pharmacies. De même l'alcool de menthe figure à côté des pots de miel chez l'épicier ; bien que médicament, parfaitement reconnu pour tel, il rentre aujourd'hui dans la liquoristerie.

Je reprochais l'autre jour à un liquoriste de vendre du vin de quinquina. « Alors, monsieur, me répond-il, je ne dois plus vendre du vermouth dans la composition duquel entre du quinquina ; c'est un vrai vin de quinquina composé cependant ! » La réponse était bonne. Et cependant je ripostais par un procès-verbal pour éviter au vin de quinquina d'être prostitué sur le zinc de l'assommoir. Ai-je bien fait ? ai-je mal fait ? Je n'en sais rien. J'ai souscrit à une convention, à un usage qui est de réserver la vente du vin de quinquina aux pharmaciens. Les tribunaux sûrement me donneront gain de cause. Mais si j'étais l'avocat........ j'amuserais bien les juges !

Tout cela pour dire que les réformes sont urgentes, qu'il faut faire un double classement dans les médicaments inscrits au codex; d'un côté laisser au commerce libre toute une série de préparations, cosmétiques ou liqueurs, dont la consommation est journalière, de l'autre réserver au pharmacien les vrais médicaments, — et ils sont nombreux.

Je reviendrai sur ce point lorsque je traiterai des réformes de la pharmacie.

J'ai dit ce que je pensais de la concurrence illégale faite à la pharmacie. Au milieu de la législation déplorable régissant cette profession, nous sommes bien décidés à mettre en vigueur les vestiges de loi, qui nous permettent d'apporter aide et protection à une carrière qui a toutes nos sympathies.

Notre attitude doit être pour les pharmaciens un encouragement à bien faire, et à mieux faire. A côté de certaines pharmacies bien tenues nous avons rencontré de nombreuses négligences. Très-peu de procès-verbaux , beaucoup d'admonestations sévères, voilà le bilan de notre tournée. Nous serions désolés à l'avenir de recourir à des mesures de répression effectives qui compromettent devant les tribunaux le prestige de cette profession. Je ne puis oublier qu'elle a été le berceau des plus grandes illustrations chimiques. Il est des lauriers auxquels il faut épargner toute flétrissure. Et cependant je ne puis cacher un sentiment de profonde tristesse en jetant les yeux sur les arrière-neveux des Lavoisier, des Vauquelin. Un mercantilisme sans pudeur fait trop souvent place chez eux à l'amour de la science. Le prix courant est sur toutes les tables ; mais le livre de chimie git dans la poussière des armoires. L'*auri sacra fames* s'est jeté à la traverse : on ne dose plus la quinine de ses quinquinas, on ne titre plus son opium. Si l'on prend la plume, c'est pour chiffrer le prix de revient et le prix de vente. Acheter bon marché et vendre cher : voilà l'unique devise de quelques diplômés, comme si la première préoccupation ne devait pas être de servir des médicaments d'une activité reconnue.

S'il s'agissait de marchandises que le public peut apprécier, ce dernier toujours compétent sur le chapitre de ses intérêts, ferait promptement justice de la légèreté du fournisseur. Mais le public ne sait pas : il va chez le pharmacien avec les yeux de la foi. C'est un abus de confiance indigne que de tromper ainsi un malade, c'est un crime sans circonstances atténuantes ! Comment ! un client, par raison, s'arrache aux conseils des charlatans : il n'entre pas chez l'herboriste qu'il sait ignorant : il vient droit à vous, homme de science, puiser à vos lumières, et vous le trompez ! La conscience est révoltée.

Nous touchons d'ailleurs à un point de la législation où l'on se rit à plaisir des décrets et ordonnances. Le pharmacien devrait faire ses médicaments d'après le codex. Eh bien ! son officine est pleine de médicaments éclos un beau matin dans le cerveau d'un monsieur désireux de faire fortune. On appelle ces médicaments des *spécialités*. Ces spécialités ont pour première spécialité de rapporter de l'argent aux inventeurs....... lorsqu'elles ont été convenablement *lancées*. — Le mot est joli, qu'en pensez-vous ? — Or, lancer une spécialité, c'est s'adresser au bon public à la quatrième page du *Figaro*. On lui dit que les pilules sont bonnes pour ...... etc., etc. On terminera son annonce en disant : *qu'on peut en prendre plusieurs boîtes par jour sans incon-vénient*, et enfin, on prie toujours ce même public de ne pas confondre la maison avec celle du coin du quai. Et le tour est joué. La Revalescière a gagné ainsi des millions à l'inventeur de cette grosse farce.

Je veux bien croire que ces spécialités sont utiles à leurs inventeurs ; mais sont-elles utiles au consommateur, ce qui est bien différent ?

Cependant ne soyons pas trop absolu. Il est évident que certaines préparations du codex, vendues sous cachet, offrent quelques garanties de bonne préparation, sorties des mains d'un praticien sérieux. Je dirai plus : il est un certain nombre de spécialités d'une valeur reconnue que je voudrais voir figurer au codex. Mais la majorité a-t-elle la moindre valeur thérapeutique ? Ces réclames interminables, qui s'adressent à tous les maux présents, passés et à venir, ne sont-elles pas une tromperie impudente ? N'est-ce pas abuser étrangement de la bonne foi de tous, que de venir harceler son monde par une publicité fantastique sur des choses sans valeur ?

Et quel recours avons-nous contre ces vendeurs d'onguent au son de trompe ? Aucun. De temps en temps nous pourrons invoquer la loi sur les remèdes secrets et sévir. Mais c'est par exception. Le prospectus porte généralement la composition vraie ou fausse du remède. Peut-on agir sérieusement devant un tel débordement de flacons à formes bizarres, coiffés de papiers de couleurs plus bizarres encore, avec des étiquettes saugrenues décorées de timbres, de signatures, de médailles d'exposition ? Une mesure énergique peut seule sauver la situation.

Je reviens aux médicaments du codex, aux préparations officinales. Il est facile au médecin inspecteur de les apprécier. Un palais exercé et un odorat doué de finesse promettent une besogne prompte et sûre. Les moyens de contrôle sont plus difficiles pour les préparations magistrales, celles qui se confectionnent extemporanément d'après les ordonnances médicales. Et cependant, c'est là que les défauts de préparation sont peut-être fréquents. On pèse les doses approximativement, on remplace une substance par une autre.

Dorénavant nous ferons exécuter des ordonnances dans certaines pharmacies suspectes. Cette idée qui nous a été suggérée par quelques collègues, peut porter ses fruits. Assurément ces mesures ne peuvent être générales — il faudrait consacrer trop de temps à l'inspection — ; mais, appliquées avec discernement, elles peuvent nous éclairer singulièrement sur les habitudes de certaines officines.

A propos d'habitude, en voici une dont le pharmacien ne se guérira jamais, celle de vouloir guérir les autres, de donner des consultations. Qu'un pharmacien indique au malade la façon de suivre les indications du médecin, d'appliquer l'ordonnance, rien de mieux. Qu'un malade reçoive un petit conseil pour son rhume et ses cors aux pieds, passe encore. Mais qu'un pharmacien traite des maladies dont il ne se doute même pas, passe les femmes au spéculum par exemple, comme certains qu'on m'a cités, se croit capable de diagnostiquer une plaie de la verge, ce dont beaucoup se targuent, c'est par trop fort.

Le pharmacien qui se permet ces extravagances est bien coupable. Il soustrait son client aux bénéfices d'une médication sérieuse, instituée par un médecin compétent, et ensuite il prostitue sa dignité professionnelle dont le souci lui commande de ne point faire de dupes. La Société de pharmacie devrait rappeler à l'ordre ces quelques confrères possédés du démon de la médecine, qui pourraient très-bien être appelés un jour devant les tribunaux pour rendre compte de leurs excentricités illégales.

On m'a cité un pharmacien à Lyon qui pour donner à ces consultations plus d'éclat et frapper davantage l'esprit des naïfs, faisait converser les *médiums* dans l'arrière-boutique. *In Medio stat virtus*, pour parler latin. Comment résister à pareille sanction ? Je regrette que le nom de ce prodigieux faiseur m'échappe, je vous l'aurais dit tout haut, afin que tout le monde en rie.

Le pharmacien devrait donner moins de soins aux malades et un peu plus à son placard des poisons. Voilà mon conseil. A part quelques pharmacies très-soignées, nous trouvons chez beaucoup un placard des poisons en désordre, sans étiquettes lisibles, sans étiquettes rouges (*à l'usage externe*). C'est un vrai placard de débarras, où sont logées toutes les substances qui se demandent rarement. On y trouve de la pepsine, du lactate de magnésie, de l'hypophosphite de chaux....... et du sel de cuisine. Pour le sel de cuisine, c'est un *comble !* Et cependant je vois d'ici un flacon de 500 gr. avec un étiquette grande comme la main, portant chlorure de sodium, et une belle étiquette rouge avec : *médicament pour l'usage externe*. Ce flacon faisait large figure à côté du sublimé corrosif.

Je représentais à la sœur pharmacienne ces rapprochements malheureux. Mais que voulez-vous ? les cuisinières ne connaissent pas la chimie : ont-elles jamais pensé qu'elles maniaient le chlorure de sodium à pleines mains ?

Encore une négligence de pharmacien ? Beaucoup ne peuvent tenir leur registre des poisons en règle. Les rares procès-verbaux que nous avons faits aux pharmaciens concernent ce délit. Il est pourtant bien simple de se conformer à la loi. Nous ne pouvons fermer les yeux que pour certains droguistes qui vendent aux pharmaciens. Dans la pratique, une maison de demi-gros qui débite quelques milliers d'articles ne peut transcrire sur un registre spécial ses toxiques sortis ou entrés. Ce serait une complication impossible dans ses écritures. Nous demandons des *mains-courantes* tenues à jour; notre exigence ne va pas au-delà.

En terminant cette incursion dans le domaine pharmaceutique, j'aurais encore beaucoup à dire sur ces officines hétéroclites qui étalent dans les vitrines des milliers de flacons nains, et qu'on désigne sous le nom de pharmacie homœopathique. Mais c'est inutile de chercher à convertir des convertis. Ceux qui me font l'honneur de me lire savent que penser de ces mystifications. Tant que le monde sera monde, la distinction des hommes en daubeurs et daubés, telle que la voulait le curé de Meudon, sera toujours une grosse vérité.

Beaucoup d'abus. Une réforme radicale est impérieuse.

⸻ »»»✕«««⸺

LES RÉFORMES DE LA PHARMACIE.

Le législateur doit être animé d'un double esprit dans la révision des lois pharmaceutiques. Il doit apporter un système de protection efficace pour la santé publique, et ensuite ménager autant que possible la liberté commerciale ou professionnelle. Je dis *autant que possible*, car ces deux intérêts sont souvent opposés. Le laissez-faire, le laissez-passer sans restriction sont en opposition évidente avec les exigences sanitaires, de même qu'une réglementation trop étroite dépasserait le but en privant le pharmacien des justes bénéfices que sa science lui prépare, et en mettant en suspicion les garanties légitimes offertes par son savoir.

Faites une législation qui confie *exclusivement* la profession pharmaceutique aux lumières d'un homme instruit, diplômé à la suite d'examens sérieux. — Les examens de pharmacien de 1re classe actuels répondent à cette nécessité. — Ajoutez des lois qui préviennent les fautes de quelques égarés. D'un seul coup vous protégez la population, à laquelle vous offrez une vraie sécurité et vous relevez la dignité professionnelle en excluant les *minus habentes*, les pauvres de savoir et d'intelligence toujours indignes d'une mission aussi délicate.

Cette fois les médecins tendront la main aux pharmaciens, heureux dans les sociétés scientifiques et dans les sociétés d'intérêt professionnel de fraterniser, de collaborer aux progrès de la science de guérir. La Société des médecins du Rhône, aussi bien la Société des sciences médicales entreront en relation avec la Société de pharmacie, tandis qu'aujourd'hui une muraille de Chine divise les esprits. Le corps médical très-éclairé craint des rapprochements qui peuvent l'accuser de donner sa note dans ce concert où la grosse caisse fait trop d'office. Il a raison de vivre à l'écart.

Que la pharmacie se relève de sa chute, elle aura les regards bienveillants et amis de la médecine.

On peut l'aider par le projet de loi que voici :

Art. 1er. — Nul, quelle que soit sa nationalité, ne pourra exercer la profession de pharmacien, posséder une officine, préparer, vendre ou débiter aucun médicament, soit pour la médecine humaine, soit pour la médecine vétérinaire, s'il n'a obtenu un diplôme de pharmacien dans une école française, suivant les formes déterminées par les lois et règlements en vigueur.

Est considérée comme médicament toute substance simple ou composée, naturelle ou ayant subi une préparation désignée ou préconisée comme jouissant de vertus curatives ou préventives, et destinée à être prise à l'intérieur ou à être employée à l'extérieur.

Art. 2. — Tout pharmacien, avant de prendre possession d'une officine déjà établie ou d'en établir une nouvelle, devra en faire la déclaration et produire son diplôme au préfet du département, ou au sous-préfet de l'arrondissement et au greffier du tribunal dans le ressort duquel se trouve l'officine. Il justifiera en même temps qu'il est propriétaire ou personnellement locataire du local où elle est installée.

Art. 3. — Huit ans après la promulgation de la présente loi il ne sera plus délivré de diplôme de pharmacien de 2e classe.

Art. 4. — Un pharmacien ne pourra, dans aucun cas, tenir plus d'une officine ouverte au public, et son nom sera inscrit sur l'enseigne d'une manière apparente.

Art. 5. — Les médicaments dangereux délivrés par les pharmaciens devront être revêtus d'une étiquette portant leur nom et leur adresse. Une étiquette spéciale devra indiquer les médicaments destinés à l'usage externe ou à la médecine vétérinaire.

Art. 6. — Les pharmaciens pourront délivrer librement sous leur responsabilité, et sur la demande de l'acheteur, tous les médicaments simples ou composés, à l'exception de ceux dont il est fait mention dans le paragraphe suivant :

L'arsenic et les sels arsenicaux, les alcaloïdes vénéneux et les autres substances simples qui sont toxiques sous un petit volume ne pourront être vendus en nature et sans mélange, pour l'usage de la médecine, que par les pharmaciens et sur la prescription écrite, datée et signée d'une personne ayant qualité légale pour prescrire. Chaque prescription devra être inscrite sur un livre spécial qui sera conservé pendant dix ans au moins, afin d'être présenté à toute réquisition de l'autorité. Ces mêmes substances ne pourront être vendues pour les arts, pour l'agriculture ou pour la destruction des animaux nuisibles, que sur la demande écrite, datée et signée d'une personne domiciliée et connue. Chaque demande devra être transcrite sur un livre spécial et conservé, ainsi que le livre de transcription, pendant le temps fixé par le paragraphe précédent.

La liste des substances vénéneuses mentionnées au présent article sera dressée par une Commission composée par moitié de professeurs des écoles supérieures de pharmacie et de pharmaciens en exercice. Elle sera révisée chaque année, s'il y a lieu.

ART. 7. — Il est interdit aux pharmaciens, ainsi qu'à toute autre personne, de débiter, vendre, exposer ou annoncer aucun remède secret.

Sont considérés comme remèdes secrets :

1° Les drogues simples qui ne sont pas vendues sous leur véritable nom.

2° Les médicaments composés non inscrits dans les pharmacopées officielles françaises ou étrangères ; ceux dont la vente n'a pas été autorisée par le gouvernement français, après approbation de l'Académie de médecine ; ceux qui ne sont pas préparés pour un cas particulier sur la prescription explicite d'une personne ayant qualité légale pour prescrire.

ART. 8. — Toute annonce de médicament par la voie des journaux politiques ou par des affiches placées dans les rues ou lieux publics et toute distribution de prospectus sur la voie publique ou à domicile sont formellement interdites.

ART. 9. — Il est interdit aux pharmaciens de se livrer à l'exercice de la médecine, de même qu'il est interdit aux médecins et aux vétérinaires de faire le commerce des médicaments, sauf le cas prévu par l'art. 11.

ART. 10. — L'exercice simultané de la médecine humaine ou vétérinaire et de la pharmacie est interdit, même aux personnes pourvues du double diplôme de médecin ou de vétérinaire et de pharmacien, sauf le cas prévu par l'article suivant.

ART. 11. — Par exception aux deux articles précédents, les médecins et les vétérinaires établis dans les communes où il n'y aura pas d'officine, pourront fournir des médicaments d'urgence à ceux de leurs malades dont le domicile sera distant de huit kilomètres au moins d'une pharmacie, mais sans avoir le droit d'avoir une officine ouverte ni de délivrer aucun médicament à leur domicile.

ART 12. — Toute association entre un pharmacien et un médecin ou un vétérinaire, dans le but d'exploiter une officine ou de vendre un médicament quelconque, tout acte de compérage entre lesdites personnes sont formellement prohibés.

ART. 13.— Un pharmacien ne pourra s'associer avec une personne non diplômée autrement qu'en formant avec cette personne une Société en commandite, dans le cas où l'association aura pour objet l'exploitation d'une officine, ou bien la fabrication et la vente au détail, c'est-à-dire la vente directe au consommateur, d'une ou de plusieurs compositions pharmaceutiques.

L'association en nom collectif sera permise lorsqu'elle aura pour objet la fabrication et la vente en gros des produits pharmaceutiques, mais à condition que l'associé pharmacien soit seul chargé de la fabrication desdits produits.

ART. 14. — Après le décès d'un pharmacien, sa veuve ou ses héritiers pourront, pendant un temps qui ne devra pas excéder une année, à partir du jour du décès, maintenir son officine ouverte en la faisant gérer, soit par un pharmacien ayant cessé d'exercer, soit par un élève agissant sous la surveillance d'un pharmacien.

Le pharmacien surveillant et l'élève gérant devront remplir les conditions spéciales qui seront prescrites par un règlement d'administration publique.

ART. 15. — L'exercice de la pharmacie avec un prête-nom est formellement interdit, et cette interdiction s'applique au pharmacien prête-nom aussi bien qu'à ceux qui l'emploient.

ART. 16. — Il est expressément défendu aux droguistes, aux épiciers, aux herboristes et à toutes autres personnes non pourvues du diplôme de pharmacien, de fabriquer, exposer, vendre ou distribuer aucune préparation ou composition pharmaceutique. Les droguistes seuls peuvent se livrer au commerce en gros des drogues simples médicinales, mais sans qu'il leur soit permis, dans aucun cas, de débiter ces substances au détail, c'est-à-dire de les livrer directement au consommateur.

ART. 17. — Les communautés religieuses, les hôpitaux, les hospices, les compagnies et tous autres établissements publics charitables, industriels ou commerciaux, ne pourront avoir de pharmacies que pour leur usage particulier. Chacune de ces pharmacies devra être située à l'intérieur de ces établissements et tenue par un pharmacien légalement reçu, y demeurant ou résidant dans la commune. Ces établissements ne pourront vendre ni distribuer gratuitement au dehors aucun médicament simple ou composé.

ART. 18. — A l'avenir, il ne sera plus délivré de certificat d'herboriste. Il sera annexé au Codex une liste des plantes indigènes médicinales, non vénéneuses, vertes ou sèches, dont la vente sera libre.

ART. 19. — Il sera publié tous les dix ans une édition de deux formulaires officiels ou Codex, qui seront rédigés en langue française et latine par des commissions dont la composition sera déterminée par un règlement d'administration publique.

L'un de ces formulaires renfermera les formules des médicaments et préparations officinales employés pour le traitement des maladies de l'homme; l'autre comprendra les médicaments usités pour la médecine vétérinaire.

Les commissions chargées de la rédaction de ces formulaires seront permanentes et pourvoiront, s'il y a lieu, à la publication des fascicules annuels destinés aux formules des médicaments nouvellement introduits dans la thérapeutique.

Les pharmaciens devront se conformer aux formules et aux dénominations insérées dans les formulaires ci-dessus mentionnés.

ART. 20. — Des inspecteurs régionaux, choisis parmi les pharmaciens de 1re classe ayant exercé la pharmacie, visiteront annuellement les officines et les magasins des pharmaciens, afin d'y vérifier la bonne qualité des médicaments qui y sont placés. Ils inspecteront en même temps les pharmacies des établissements mentionnés dans l'article 17, ainsi que les médicaments détenus par les médecins jouissant du bénéfice de l'article 11.

Ils constateront, s'il y a lieu, les diverses infractions prévues par la présente loi, et commises soit par les pharmaciens, soit par les médecins, soit par les établissements visés par l'article 17.

Dans chaque arrondissement, des inspecteurs spéciaux choisis parmi les pharmaciens de 1re classe, ayant exercé ou exerçant encore la pharmacie, seront chargés de constater les infractions prévues par la présente loi et commises par les personnes autres que celles qui sont désignées dans le paragraphe précédent.

Ces inspecteurs procéderont auxdites constatations et vérifications assistés ou non du commissaire de police ou du maire, opéreront valablement toutes les saisies et expertises nécessaires. Leurs procès-verbaux feront foi en justice jusqu'à preuve contraire.

Art. 21. — Il sera créé, dans chaque département, une chambre disciplinaire, composée de pharmaciens élus par les pharmaciens du département. Ces chambres disciplinaires auront pour mission d'éclairer l'Administration sur toutes les questions relatives à l'exercice de la pharmacie, ainsi que de veiller dans l'intérêt de la santé publique à la dignité et à l'honorabilité de la profession.

Titre II. — *Pénalités.*

Art. 22. — Les infractions à la présente loi constituent des contraventions qui seront jugées par les tribunaux correctionnels, et punies des peines portées par les articles suivants :

Art. 23 et suivants. — Pénalités diverses.

Art. A. — Sera punie de..... toute personne ayant usurpé le titre de pharmacien. Le pharmacien qui se sera attribué un grade supérieur à celui qu'il a obtenu sera passible de la même peine.

Art. B. — Sera considéré comme coupable d'un délit et puni des peines portées par l'art. 423 du code pénal, le pharmacien ou toute autre personne qui aura trompé sciemment sur la nature, la quantité ou la qualité du médicament délivré.

Art. C. — Sont abrogés : l'Arrêt du parlement du 23 juillet 1748, la Déclaration du roi du 25 avril 1777, les articles 21, 22, 25, 26, 27, 28, 29, 30, 31, 32, 33, 34, 35, 36, 37, 38 du titre IV de la loi du 21 germinal an XI, la Loi du 29 pluviôse an XIII, la loi du 19 juillet 1845, l'Ordonnance du roi du 29 octobre 1846, le Décret du 23 mars 1859, et en général toutes les dispositions antérieures contraires à la présente loi.

Ce projet de loi a été élaboré par le Conseil d'administration de l'Association générale des pharmaciens de France. Il a été voté au mois d'avril dernier par l'Association, qui compte dans son sein les personnalités les plus distinguées de la pharmacie française, professeurs des diverses écoles de pharmacie ou pharmaciens exerçant.

Quiconque a étudié la question ne peut contester l'excellence des réformes proposées. Ce projet réalise, à mon sens, une amélioration considérable. Est-il parfait? Tous les articles échappent–ils à toute discussion ? Je ne le crois pas.

En ces matières qui touchent aux rouages de l'organisme social, il est si difficile d'atteindre la perfection ! Mais réaliser un progrès, quelque petit qu'il soit, est toujours un acheminement au mieux.

Le premier article trouvera de nombreux adhérents. *Pour débiter un médicament, il faut être pharmacien.* Certains sont partisans de la liberté complète de la pharmacie. Ce système anglo–américain a de graves inconvénients. L'expérience a prouvé que les accidents sont journaliers de l'autre côté des mers, que l'escroquerie sœur du charlatanisme s'affiche impudemment. Le système protecteur ne me paraît pas discutable. Quelle que soit l'instruction que vous donniez au public, il sera toujours incompétent à l'endroit des vrais intérêts de la santé.

Voyez plutôt ce qui se passe sous vos yeux. Tous les jours une personne que l'on croit éclairée va consulter les somnambules et s'administre leurs drogues. On prend son journal, on ne lit pas son *premier Lyon*, on lit rapidement l'article de fond, on lit avec attention les jambes cassées de la chronique locale, et enfin on apprend par cœur les annonces de la quatrième page, où tous les maux du genre humain sont guéris.

Qu'est-ce donc, lorsqu'il s'agit de l'illettré ? Le public est et restera toujours mineur en matière de thérapeutique. Il faut le protéger. Vous mettez des garde-fous le long de vos quais, des barrières le long de vos chemins de fer, et vous ne chercheriez pas à parer à des dangers plus immédiats que les noyades ou les écrasements !

La loi défend à un particulier de porter sur lui des armes

et tout le monde pourrait se procurer et porter sur lui de l'acide prussique, dont une goutte foudroie un chien de forte taille !

Le projet de loi définit ensuite le médicament : *Est considéré comme médicament toute substance simple ou composée naturelle ou ayant subi une préparation, désignée ou préconisée comme jouissant de vertus curatives ou préventives, et destinée à être prise à l'intérieur ou à être employée à l'extérieur.*

Ici, à mon sens, le projet de loi donne un monopole trop étendu aux pharmaciens. Un liquoriste ne pourra plus vendre de l'élixir de Garus ou de la Grande-Chartreuse parce que c'est un médicament.

Un parfumeur ne pourra plus vendre du cold-cream pour adoucir la peau, ou de l'eau de quinine pour le cuir chevelu parce que c'est un médicament.

Un confiseur ne pourra plus faire de boules de gomme, toujours parce c'est un médicament. C'est une vraie révolution que proclame le premier article dans sa forme exclusive. Bientôt le pharmacien aurait le monopole de la vente des gilets de flanelle parce qu'ils sont *préconisés comme jouissant de vertus préventives, destinés* d'ailleurs *à être employés à l'extérieur.*

Où allons-nous dans cette voie ? De grâce ne perdons pas le but que nous poursuivons : protéger la santé publique. Ajoutez donc à ce premier article un alinéa restrictif concernant une liste de préparations tombées depuis longtemps dans le domaine public.

Vous dites à l'article 18 qu'il sera annexé au codex une liste de plantes médicinales indigènes non vénéneuses, vertes ou sèches, dont la vente sera libre. De même dans le premier article dites qu'une liste de compositions laissées au commerce libre sera annexée au codex. Par exemple : élixir de Garus, sirop de gomme, sirop de capillaire, pâte de jujubes, de lichen, etc.

J'applaudis sincèrement à l'idée de supprimer les pharmaciens de deuxième classe. Pourquoi deux classes de pharmaciens ? Pourquoi exiger des connaissances différentes pour assumer des responsabilités identiques ?

L'un, bachelier, est un terrain préparé : il a le cerveau assoupli au travail. Ses connaissances mathématiques le disposent à faire de la bonne physique et par suite de la bonne chimie. Son esprit d'observation, plus développé, abordera avec fruit les sciences naturelles. L'autre, je parle du futur pharmacien de deuxième classe, est souvent l'enfant des circonstances : Il a astiqué le chapiteau de l'alambic, essuyé les bocaux de la pharmacie pendant quelques années. Tout à coup l'ambition le tourmente : il veut être pharmacien. Un stage de six ans pendant lequel il continue à piler et à frotter, deux ans de cours, puis de méchants examens et le voilà pharmacien. Assurément d'illustres savants ont pu naître de cette façon. Quelques-uns, comme Cl. Bernard, ont échoué au début de leur carrière dans l'onguent gris et la thériaque. Et à l'heure actuelle bon nombre de pharmaciens de 2ᵉ classe, sans être des illustrations, ont une valeur réelle et remplissent dignement leurs fonctions. Mais croyez-moi, la généralité a senti naître la vocation pharmaceutique de la façon que j'ai dite. De là de nombreuses médiocrités se trouvant sur le même pied qu'un homme qui a fait des études sérieuses.

Une loi récente, bien inspirée sans aucun doute, force maintenant les candidats au titre de pharmacien de deuxième classe à faire des études identiques à celles exigées pour les aspirants de première classe. C'est un progrès. Faites un pas de plus, exigez le baccalauréat, et nous sommes d'accord : vous supprimez les pharmaciens de deuxième classe.

Autrefois on disait : les pharmaciens font défaut. Il vaut mieux donner à un village un petit pharmacien que de le priver totalement de ressources. On craignait d'éloigner trop d'aspirants au diplôme par des exigences scolaires trop imposantes. Qu'est-il arrivé ? Beaucoup de pharmaciens ont été reçus. Se sont-ils installés dans les campagnes ? Du tout : ils sont aujourd'hui agglomérés dans les grandes villes. Comment vivent-ils ? D'abord, les uns ne vivent pas, ensuite les autres font de la publicité de mauvais aloi et exercent illégalement la médecine. Je demande si on a atteint le résultat désiré !

Les pharmaciens de 1re classe ont un privilége, celui de pouvoir exercer dans toute la France. Le pharmacien de 2e classe est obligé, au moment où il passe son dernier examen, de choisir et de désigner le département dans lequel il veut exercer. On lui accorde de changer de département, s'il repasse son troisième examen de fin d'études.

Je vais traduire. Examinateur, je déclare un pharmacien capable de gérer une officine. Il choisit le département du Rhône. Un peu plus tard, il veut aller dans la Loire ; il est obligé de repasser son examen de fin d'études. Il désire aller ensuite dans l'Ain, même formalité. Vingt fois il change de département, vingt fois il doit repasser un troisième examen. En bon français, un pharmacien capable pour le département du Rhône ne l'est plus pour celui de la Loire ; ce dernier ne l'est plus pour celui de l'Ain, etc. Il faut le contrôle de l'examen !

Je me suis demandé souvent comment on laisse vivre encore des réglementations aussi absurdes.

L'article 6 concerne la vente des substances vénéneuses. Je serais très-partisan des étiquettes allemandes rouges avec une tête de mort dessinée en noir. Cette image frappe les regards du plus inattentif et prévient une méprise.

Cet article ne dit rien et à tort du placard des poisons. Je crois nécessaire de maintenir à cet égard les dispositions de l'ancienne loi, légèrement modifiées sous cette forme :

Les substances vénéneuses seront enfermées sous clef dans un endroit sûr. Cet endroit sera exclusivement réservé à ces substances que l'on classera par familles. Le pharmacien doit garder la clef du placard ou la confier seulement à son premier élève.

Les produits toxiques sont ainsi à l'abri du vol. Ils serviront moins d'instrument à la criminalité.

L'article 8 est une très-heureuse idée pour tuer le charlatanisme. C'est là la meilleure protection que l'on puisse donner à la pharmacie sérieuse. Les charlatans ne se font connaître que par les annonces. Toute annonce étant illégale il sera facile à un commissaire de police de faire la saisie d'un produit annoncé. Les journaux y perdront, mais la santé publique y gagnera.

J'approuve pleinement l'article 15 qui remet en vigueur un article de la législation actuelle qu'on paraît méconnaître. Il a trait à l'illégalité du prête-nom. Nous nous sommes expliqué sur cette manière d'éluder la loi. Nous avons prouvé par les faits que le prête-nom laisse le champ libre aux abus et couvre fâcheusement des spéculations sans contrôle scientifique.

L'article 17 est un vrai corollaire de l'article 15. Si le prête-nom est formellement interdit, les communautés religieuses ne devront plus débiter au public. A Lyon, comme dans bien d'autres villes, cet article opérera une vraie révolution. La pharmacie de l'Hôtel-Dieu de Lyon, par exemple, réalise d'énormes bénéfice, dit-on. Si la loi force cette pharmacie à fermer ses portes au public, le coup sera rude, et cependant doit-il y avoir de demi-mesure ? S'il y a des inconvénients à laisser ouverte une petite pharmacie sans contrôle, à plus forte raison une grande pharmacie où la vente est considérable, où les erreurs sont d'autant plus faciles que le public se presse davantage.

Je sais bien que ces bénéfices profitent à une institution charitable. Mais les médicaments, sources de bénéfices, sont-ils aussi profitables au consommateur ?

Depuis que je m'occupe de ces questions pharmaceutiques, on me rapporte de tous les côtés des faits déplorables avec pièces à l'appui. Il y a cinq jours à peine, 25 centigrammes de morphine viennent d'être remis à un client, au lieu de 5 centigrammes, dans une pharmacie religieuse. L'autorité va probablement en être saisie. Un de mes collègues inspecteurs a les pièces entre les mains. Si je ne craignais de donner de l'aigreur à mon argumentation, je multiplierais les exemples.

Quelle que soit l'avenir du projet de loi que nous venons d'étudier rapidement, il ne faut pas oublier que la loi actuelle est déjà formelle, qu'elle interdit avec juste raison l'exercice de la pharmacie à qui n'est pas pharmacien. Nous serions heureux de voir cesser toute illégalité à cet égard.

Nous verrions avec plaisir les religieuses limiter leur charité aux bons de pain et de charbon. Ici on peut donner avec largesse. Quand il s'agit de laudanum et d'atropine, il ne faut pas suivre la voix du cœur et se laisser aller à une prodigalité sans mesure. L'homme instruit seul peut régler la dispensation de ces produits dangereux.

Nous terminons là nos remarques, nos appréciations, nos critiques sur la situation pharmaceutique actuelle. Puissent nos vues, dictées par notre amour du progrès, trouver un jour un écho dans l'esprit du législateur.

www.ingramcontent.com/pod-product-compliance
Ingram Content Group UK Ltd.
Pitfield, Milton Keynes, MK11 3LW, UK
UKHW021350100726
13657UKWH00006B/2020